儿童自闭症

ERTONG ZIBIZHENG

周素芳 高 红 谭 佳 著

U0254658

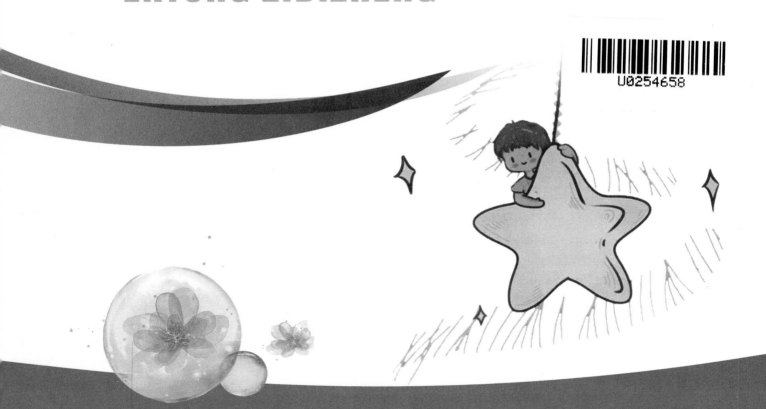

四川科学技术出版社

图书在版编目（CIP）数据

儿童自闭症 / 周素芳, 高红, 谭佳著. -- 成都：
四川科学技术出版社, 2022.9（2023.12 重印）
ISBN 978-7-5727-0663-9

Ⅰ.①儿… Ⅱ.①周… ②高… ③谭… Ⅲ.①小儿疾
病 – 孤独症 Ⅳ.①R749.94

中国版本图书馆CIP数据核字(2022)第162993号

儿童自闭症

出 品 人　程佳月
著　　者　周素芳　高　红　谭　佳
责任编辑　李迎军
封面设计　李　倩　高　红
责任出版　欧晓春
出版发行　四川科学技术出版社
　　　　　地址　成都市锦江区三色路238号　　邮政编码　610023
　　　　　官方微博　http://weibo.com/sckjcbs
　　　　　官方微信公众号　sckjcbs
　　　　　传真　028-86361756
成品尺寸　210mm×225mm
印　　张　5
字　　数　100千
印　　刷　成都一千印务有限公司
版　　次　2022年9月第1版
印　　次　2023年12月第2次印刷
定　　价　20.00元

ISBN　978-7-5727-0663-9

邮　　购：成都市锦江区三色路238号新华之星A座25层　邮政编码：610023
电　　话：028-86361758

课题资助：

1. 湖南省大学生创新训练项目：健康中国——保护祖国花朵　儿童自闭症科普图绘（湘教通〔2021〕197号，编号：2697）。

2. 湖南省普通高等学校教学改革研究项目：成人本科教育网络学习共同体与线下护理专业教学深度融合的研究与实践（湘教通〔2022〕248号，编号HNJG-2022-0745）。

单位资助：

本书获南华大学附属第二医院出版资助。

图片设计： 李　倩　欧阳婧婧　周素芳　高　红　谭　佳

图片制作： 李　倩　欧阳婧婧

著　　者： 周素芳　高　红　谭　佳

资料收集和整理：

田淑贤　党艳姣　吴　婧　龚莉雲　康玉彪　罗子富　毛南海

卢　军　王海霞　朱　娜　陈　尧　左雨婷　李耀宽　崔雨曦

梁鑫琪　杜丽娟　吕慧宁　李逸夫　毛　俊　杨佩瑶

（作者单位：南华大学附属第二医院　南华大学附属第一医院　南华大学护理学院）

序 言

　　近年来，自闭症的发病率在全球呈现快速增长的趋势，而在我国，目前有超过 900 万的自闭症患者，其中自闭症儿童超过 300 万。因此，每年的 4 月 2 日被定义为"世界自闭症日"。

　　"自闭症"这个词在大众心中已被严重的污名化了，认为孩子诊断为自闭症，就存在终身需要干预、生活无法自理、无法上学等问题，这些说法会将孩子家长吓到崩溃。本书采用卡通漫画、有趣的文字描述等多种方式，将自闭症从概述、现状、病因、临床表现、诊断、治疗、日常生活的护理、疾病管理和人们对它的误解等方面进行详细的、系统的描述，让大众进一步了解自闭症，纠正大众对自闭症的偏见，希望自闭症儿童能生活在一个有接纳性、有温度的社会环境中。此外，家长通过阅读本书会对自闭症有一个全面的、直观的认识，从而更好地投身于自闭症儿童的家庭陪伴和行为训练中。希望广大读者通过阅读和学习本书内容，树立起"孩子具有强大发展潜力"的信心，能够理解自闭症儿童所表现出的行为和反应，通过有效地干预，调动孩子的好奇心和学习意愿，逐渐提高沟通能力和社会交往能力。

周素芳　高红　谭佳

2022 年 4 月

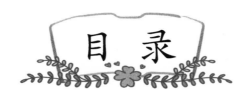

目 录

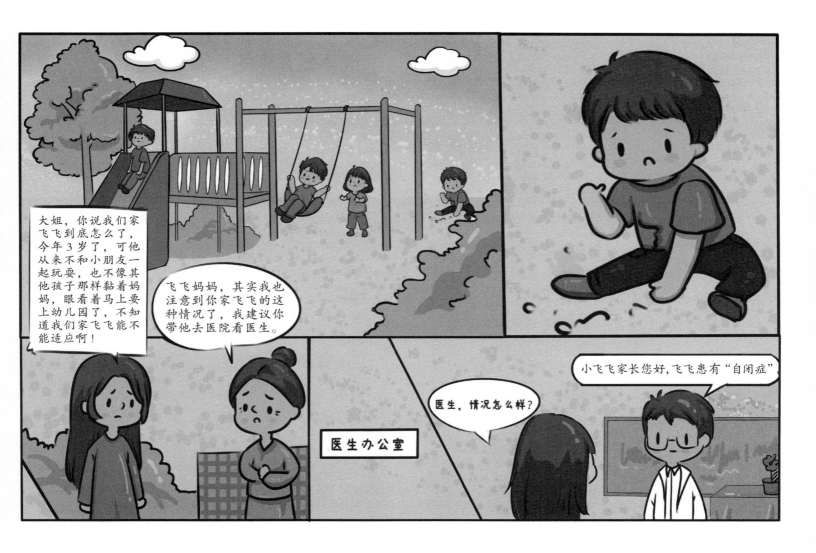

导言　什么是自闭症

　　自闭症又称自闭症谱系障碍（ASD），是指一组神经发育障碍，其主要表现为社会交往障碍、语言和非语言交流障碍、兴趣狭窄和重复刻板行为。根据美国精神医学学会2013年出版的《精神障碍诊断与统计手册》第5版，自闭症谱系障碍包括自闭症、阿斯佩格（Asperger）综合征、未分类广泛性发育障碍以及儿童瓦解性精神障碍。在许多情况下，自闭症儿童在2~3岁可以观察到与自闭症谱系障碍相关的行为异常，但受影响个体严重程度可能差别很大。最严重的自闭症个体，通常是完全的非语言，表现出严重的刻板行为、社会障碍和智力缺陷。

　　自闭症以男性多见，起病于婴幼儿期，约有3/4的患者伴有明显的精神发育迟滞，部分患儿在智力落后的背景下某方面具有较好的能力。自闭症儿童仿佛永远都沉浸在自己孤独的世界里，常常被称作"来自星星的孩子"。

1. 社会交往障碍

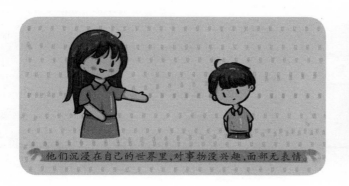

他们沉浸在自己的世界里，对事物没兴趣，面部无表情

2. 语言沟通障碍

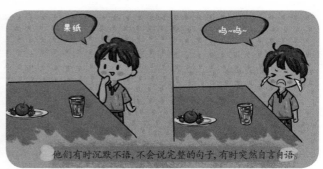

他们有时沉默不语，不会说完整的句子，有时突然自言自语

3. 兴趣狭窄和重复刻板行为

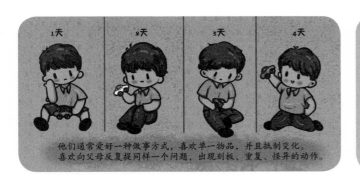

他们通常爱好一种做事方式，喜欢单一物品，并且抵制变化。喜欢向父母反复提同样一个问题，出现刻板、重复、怪异的动作。

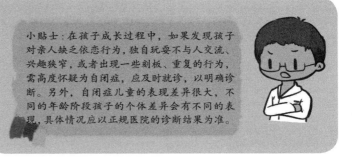

小贴士：在孩子成长过程中，如果发现孩子对亲人缺乏依恋行为，独自玩耍不与人交流、兴趣狭窄，或者出现一些刻板、重复的行为，需高度怀疑为自闭症，应及时就诊，以明确诊断。另外，自闭症儿童的表现差异很大，不同的年龄阶段孩子的个体差异会有不同的表现，具体情况应以正规医院的诊断结果为准。

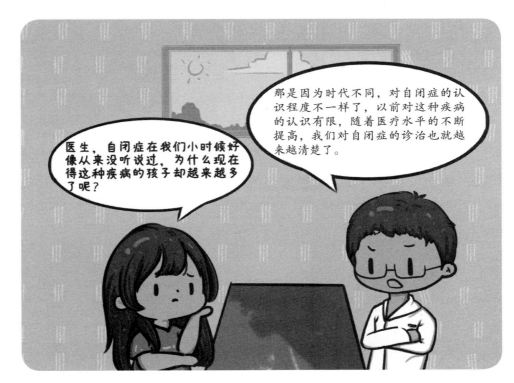

那是因为时代不同，对自闭症的认识程度不一样了，以前对这种疾病的认识有限，随着医疗水平的不断提高，我们对自闭症的诊治也就越来越清楚了。

医生，自闭症在我们小时候好像从来没听说过，为什么现在得这种疾病的孩子却越来越多了呢？

第一章　自闭症的发展历程

一、1岁左右儿童的常见表现

1. 正常的宝宝听到呼喊时会给身边的人眼神、动作或语言上的回应，而有自闭症的宝宝大多毫无反应，只会专注于某一样东西（例如某一个玩具）。

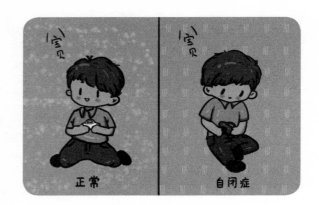

2. 正常的宝宝在玩游戏的时候，喜欢和身边的人互动，而自闭症的宝宝很少分享自己的玩具，很少与身边的人互动。

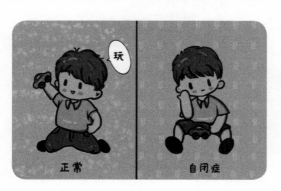

3. 自闭症的宝宝对某些物体或者感官动作表现出异常的兴趣，通常会很执着于一件事情，一遍又一遍地重复某些行为。

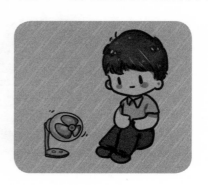

二、2~11 岁儿童的常见表现

1. 语言表达能力明显延迟，比如重复别人说过的词语，尤其是重复一个句子的最后一个或几个词，可能只是原样模仿其语音和音调，也可能更倾向于使用非语言沟通。

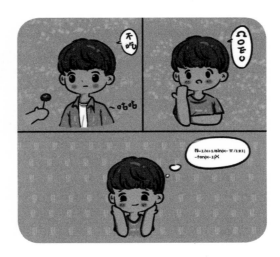

2. 没有欲望与他人交流，如上学时拒绝与其他小朋友交流，害怕眼神交流，喜欢独自一人待在一边，和父母缺乏应有的依恋关系。

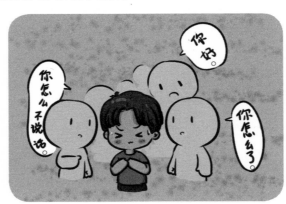

5

3. 对某些物品产生依恋，拒绝与之分开，这些物品可能是普通的玩具，也可能是某一样物品。

4. 一些自闭症儿童会控制不了自己的情绪，产生较大的情绪波动甚至攻击行为。

5. 自闭症儿童会有感知觉异常的表现，部分感官会显得过度敏感或过度迟钝。

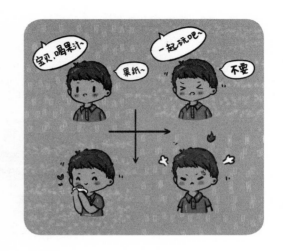

三、青春期（12~18 岁）的常见表现

1. 反应迟钝，对冷热刺激反应较差，遇到其他难以忍受的情况（如疼痛）时根本不会抱怨，对饥饿感反应迟钝。

2. 语调古怪。

3. 有特殊的兴趣，可能集中在艺术、音乐、记忆或计算技能方面。

四、18 岁以后的常见表现

1. 在社会互动与沟通方面仍存在障碍。

2. 不喜欢参与创造性思维活动，不喜欢与他人交换想法，对其他人根本不理解或不感兴趣。

3. 行为过于古板。

第二章 自闭症的分布、现状及研究进展

一、自闭症的分布情况

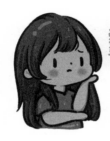

是不是所有的孩子都可能患自闭症呢？自闭症的发病率是多少呢？

自闭症的发病率在不同的国家和地区是不一样的，男孩和女孩的发病率也不同，现在让我们来看看具体情况是怎样的吧。

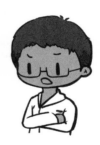

目前，世界卫生组织（WHO）报告的全球儿童自闭症平均患病率为0.62%，约相当于每160名儿童中就会有一位自闭症。在我国，对自闭症的认识是在改革开放以后，但目前尚未开展针对自闭症的全国流行病学调查，仅有部分省、市和地区进行了调查。据2018年上海市最新调查研究显示，上海市3~12岁儿童自闭症发病率为0.83%。现在，我国自闭症人数保守估计已超过900万，其中，儿童可能超过300万。

知识拓展：

为什么儿童自闭症的发病率明显增加了呢？

目前儿童自闭症患病率与日俱增，可能与人们对自闭症的认识程度逐渐提升、诊断标准日益规范、检出率增高等有关。关于自闭症发病率的性别差异调查，世界各国的统计数据不完全一致，但是有两点结论已经在世界各国研究者中达成基本共识：

（1）自闭症发病率男性高于女性。

（2）自闭症男女比例大致为 5:1。根据中山大学中山医学院的临床抽样调查数据，自闭症男女比例大致为 7.7:1。我国香港地区 0~4 岁自闭症儿童男女比例为 6.58:1，台湾地区的自闭症男女比例为（6~6.6）:1。

二、儿童自闭症现状

1. 患病率上升

根据调查显示，中国自闭症发病率约为 0.7%，目前总体呈现上升的趋势。

2. 认知起步晚

我国对自闭症的认知起步时间相对较晚，因此，在自闭症儿童研究方面相对落后。随着媒体的大量宣传，自闭症逐渐进入公众的视野，社会对自闭症儿童的关注度也越来越高，相信在不久的将来，儿童自闭症的诊疗能取得突破性的进展。

三、我国目前在儿童自闭症研究方面取得了哪些进展

1. 随着影像学等技术的发展，在自闭症的病因诊断方面取得了很大进步。

2. 引进国外的研究成果，在自闭症的诊疗方面对接国际前沿，更加系统、全面。

3. 在自闭症研究领域，涌现出一大批专家学者。

4. 在自闭症儿童早期的整合干预治疗、康复训练、家庭护理以及社会接纳和支持方面取得了长足的进步。

自闭症孩子十分需要父母无微不至的关心与照顾。如果您的孩子患有自闭症，作为父母的你们应多掌握一些自闭症康复训练及家庭护理方面的相关知识。

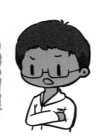

相信随着研究的不断深入，每一个"来自星星的孩子"都能够健康快乐地成长！

第三章　自闭症的病因

一、先天性的因素

先天性的因素主要与遗传因素、孕期不利因素、脑结构和功能异常、神经内分泌和神经递质功能失调、新陈代谢性疾病及大脑损伤等因素有关。

遗传因素

自闭症谱系障碍具有高度的可遗传性，但在遗传和临床上具有高度的异质性。有学者在关于家族和孪生子的研究中，发现自闭症人士的孪生兄弟姐妹中有 10%~20% 出现轻微的

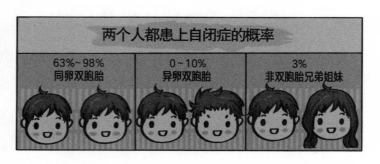

两个人都患上自闭症的概率		
63%~98% 同卵双胞胎	0~10% 异卵双胞胎	3% 非双胞胎兄弟姐妹

自闭症倾向。在 20% 的自闭症人士中，他们的家族有智力发育不全、语言发育迟滞和类似自闭症的亲人。总而言之，虽然具体的遗传方式还未明确，但自闭症的遗传因素作用已趋于明确，遗传率范围为 37%~90%。

1. 高龄产妇，妈妈年龄＞35岁，高龄生产不仅会增加宝宝患自闭症的概率，其他先天性疾病的发生率也会大大增加，因此，为了宝宝的健康和妈妈的安全，要在合适的生育年龄怀孕才是最棒的。

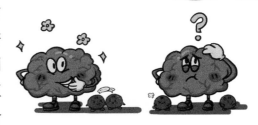

2. 妈妈怀孕时，孩子爸爸处于高龄。

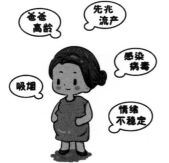

3. 妈妈在孕期有发生过先兆流产，采取过保胎治疗，宝宝患自闭症的概率也有可能增加。

4. 妈妈怀孕期间感染病毒，可增加宝宝患自闭症的风险，如感染麻疹病毒、巨细胞病毒或流行性感冒病毒。

5. 其他原因，如妈妈在怀孕期间服用某些药物、接触放射性物质、吸烟、情绪不稳定以及宝宝出生时缺氧或窒息等。

研究发现，在部分患有自闭症的儿童中，有出现小脑发育不良、脑干萎缩、杏仁核缩小（杏仁核是产生情绪、识别情绪、调节情绪、控制学习和记忆的脑部组织）、胼胝体缩小（在正常情形之下，大脑左右两半球的功能是分工合作的，而胼胝体是两半球信息交流的桥梁，完成各功能区的分工合作）、海马体缩小、侧扣带缩小、早期脑体积增大等情况，这些极有可能是导致自闭症的原因。

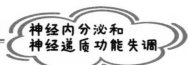

有研究表明，自闭症的形成与多种神经内分泌和神经递质的功能失调有关。

新陈代谢性疾病

如孩子有苯丙酮尿症等先天的新陈代谢性疾病就容易造成脑细胞的功能失调和障碍，影响脑神经信息的传递功能，从而增加孩子患自闭症的风险。

大脑损伤

新生儿早产、难产、产伤以及婴儿因感染致脑炎、脑膜炎等，这些原因都有可能造成自闭症。

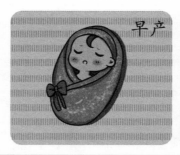
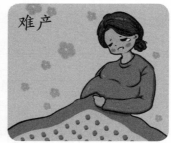

二、后天性的因素

自闭症的发生，遗传因素产生了很强的作用，但孩子的家庭因素、环境因素也值得关注。

12

家庭因素

家是孩子生命中的第一个学习场所，而父母则是孩子的第一任老师，孩子的心理状况离不开家庭的影响。

您在教育孩子方面采取的是一种什么样的方法呢？是要求严格，追求完美，强逼孩子做事，让小孩在高压之下？还是缺乏与孩子沟通，让孩子一个人坐在地上玩，自顾自看手机？或者给予孩子高质量的陪伴呢？

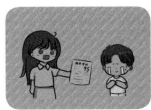
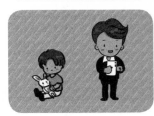
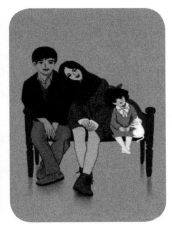

环境因素

若孩子长期处于单调或者孤单的环境中，孩子容易出现不愿意与外界沟通的现象，再加上如果生活中缺乏主动的沟通，语言刺激较少，造成孩子对外界兴趣减退，这些都有可能是自闭症发生的诱因。

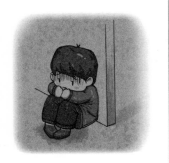

温馨小·贴士：
对自闭症病因的解释，现在认为可能是在某些未知环境不良因素的影响下，正常的基因发生了异常，基因的调控或表达出现了异常，引起人体神经系统（可能包括神经细胞的发育、神经突触间的递质、神经连接）出现有异于正常的状态，从而发生自闭症。

三、自闭症患病率升高的原因

近年来，全球儿童自闭症患病率不断上升，这已经是一个不争的事实。鉴于这种情况，广大自闭症儿童的爸爸妈妈们、社会大众以及政府主管部门，尤其是医学领域，都在关注同一个问题：为什么越来越多的孩子患自闭症？

1. 自闭症诊断标准的不断修订

随着对自闭症研究的不断开展，自闭症的诊断标准也在不断完善。2013年自闭症诊断标准修订，将不典型自闭症、阿斯佩格综合征、儿童瓦解性精神障碍等纳入了自闭症谱系障碍的范畴，放宽了过去严格的自闭症纳入标准。这是自闭症患病率升高的主要原因。

2. 诊断替代

随着医学领域对自闭症研究的不断深入，很多过去被诊断为精神发育迟滞、运动发育迟滞、语言发育障碍、注意缺陷多动障碍或其他精神心理疾病的患者经过重新检查，被发现应该诊断为自闭症，或者在原来的疾病诊断之外，还同时可以诊断为自闭症。

3. 大众对自闭症认知水平的提高

随着科技的发展，越来越多的家长可以通过互联网、媒体、书本等多种途径了解到自闭症的相关知识。此外，当家长们发现孩子有可疑的表现时，能主动带孩子到医院看病，并且越来越多的医院和医生有能力诊断自闭症，让更多的低年龄儿童能在3岁前获得准确的诊断，所以患自闭症的儿童数量就相应增加了。

4. 参与诊断自闭症的儿童基数增加

因参与诊断自闭症的儿童基数增加，所以自闭症的患病率绝对数也相应增高。

如果自闭症患病率的升高是由于上述4个原因，那么则意味着自闭症患儿人数并没有大幅增加，只是随着诊疗技术的进步，更多的患儿被诊断出来了。但是，自闭症的表现存在高度的异质性，诊断标准也在不断完善，所以患病率的升高也可能存在某些未知的原因。

第四章 自闭症的临床表现

一、社会交往障碍

1.独自嬉戏，不与他人合作，不喜欢拥抱，避免与他人接触。

2.缺乏正常的依恋情感或是表现为延迟的依恋。

3.明显缺乏与其他孩子交往的意愿，对周围的人和事不关心或缺乏兴趣，缺乏对周围环境的感知和反应。

4.很少或没有目光对视。即使你按着他的头强制目光对视，他的眼神也会飘走。

社会交往障碍是自闭症儿童最核心的缺陷，是一个儿童被诊断为自闭症的主要依据。然而，不少父母对正常孩子社会交往能力的发展不是很了解，也较少关注。这可能是因为现在的孩子多数是独生子女，父母较缺乏儿童社会交往发展方面的知识，也欠缺养育儿童的经验。我们可以用"六不"来描述自闭症儿童社会交往障碍，即：不看、不语、不应、不指、不亲、不随。

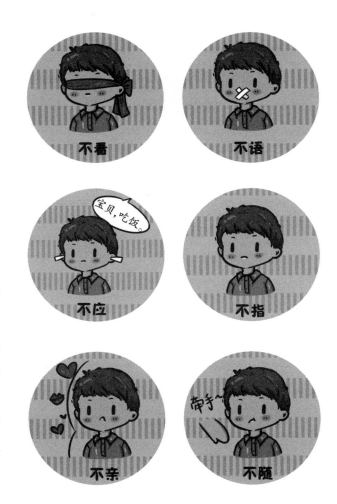

二、语言交流障碍

1. 缺乏对尴尬、惊讶、羞怯、自豪等复杂情绪的有效理解。

2. 无语言或语言发育迟缓。

3. 有语言，无交流，如"鹦鹉学舌"式语言。

4. 异常的语音语调，说话缺乏抑扬顿挫。

5. 有交流语言，但过于简单，如早期不会正确使用你、我、他。

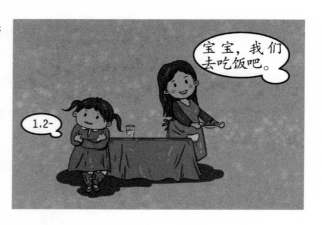

6. 缺乏肢体语言和面部表情。

7. 说话滔滔不绝，但是不注意谈话对象，语言互动性差。

8. 有些自闭症儿童可以不存在明显的语言发育延迟。

9. 在语言方面，每个自闭症儿童的表现是各不相同的。

10. 沟通障碍（不听指挥）：在日常生活中有的爸爸妈妈想让孩子去做一些事情，可是在他的世界里会选择忽略你说的话，他可能不会理解你在说什么，你的语言和他的世界并不相通，所以他对你的话会没有反应。

在所有儿童自闭症的临床表现中，家长最关注的是语言问题。当自闭症儿童的爸爸妈妈们看到别的孩子到了一岁左右纷纷会讲话了，他们会欢快地叫"爸爸、妈妈、爷爷、奶奶"了，可是自家的孩子却迟迟不开口，会说的东西也只是一些"咿咿呀呀"之类听不懂的发音，难免心里有些着急。这时家里或周围的人会说"没有关系，大一点就会好的""贵人语迟"之类的话。于是家长就继续等待。可是到了 2~3 岁，语言好像还是没有明显的进展，于是很多父母就会带着孩子去医院，结果医生最后诊断说，孩子有自闭症。这时家长心里会非常后悔，觉得没有及时发现孩子的问题，耽误了孩子的治疗。

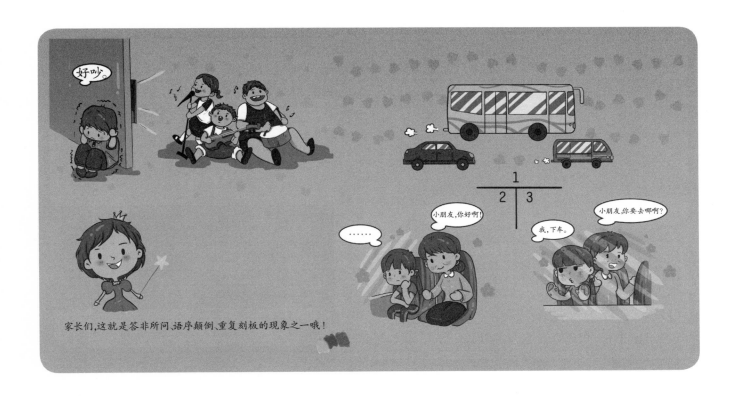

三、重复刻板行为

1. 重复刻板行为包括身体动作的重复和刻板、对物体施加的重复和刻板、重复学习行为和强迫性思维。重复刻板的语言、动作或摆弄物品。如单一刻板的肢体动作、模仿性语言、重复使用某物品或存在异常的语言。

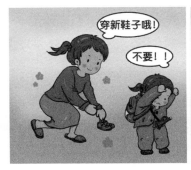

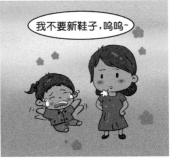

2.刻板地坚持某些习惯或无法接受改变。如反复提问或容易因为细微改变而引发强烈的负面情绪。

3.机械、刻板和兴趣狭窄，在专注度上都表现异常，如自闭症儿童可能只会关注小汽车的局部，偏爱玩车轮、车门等，用手不断拨动轮子，而不会按常规的模式去玩这个玩具。

4.对环境中的某些刺激表现出异常兴趣。如沉迷于光线或是旋转的物体。

5.自我刺激行为。一些孩子会出现不停地搓手、挥手等动作，有一些自闭症儿童会有敲打自己头、撞墙等自伤行为，还有一些自闭症儿童会有攻击行为。

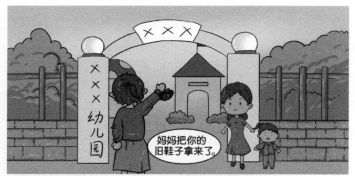

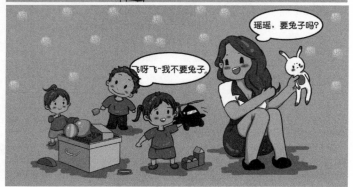

四、感知觉等异常

自闭症的儿童存在自笑、自言自语、情绪不稳定、冲动攻击、自伤等行为。他们兴趣爱好狭窄、对物品有非正常依恋、感知觉异常、智力和认知缺陷等。

1.感知觉异常

自闭症儿童对感官刺激表现得过于敏感或过于迟钝，或是对环境中的某些感官刺激表现出异常兴趣。如无法辨别冷、热、痛觉，或对听觉、视觉、嗅觉、触觉表现得过于敏感或过于迟钝。

2. 认知发展不平衡

有一部分自闭症儿童存在一定的认知障碍，也有一部分患儿认知发展正常，还有一部分患儿在音乐、机械记忆（尤其文字记忆）、计算、美术等领域表现出较好的能力，甚至超常。这些都是认知发展不平衡的表现。

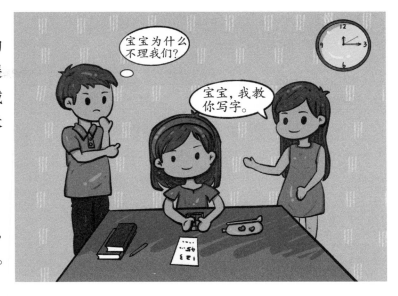

3. 智力发育不全

自闭症儿童的智力水平高低不等，其范围从极重度智力落后到智力超常。自己感兴趣的事情，动手能力极强，甚至超过正常的同龄人。不感兴趣的事情，你再教，他也没反应。

4. 情绪易怒，易烦躁

自闭症儿童在受到一定刺激后，比如大声对他说话，强迫他去做他不愿意做的事情，或者他不知道如何表达的时候，可能就会发出极大的叫喊声、拿头去撞墙或者用手敲自己的脑袋，甚至出现破坏性行为。

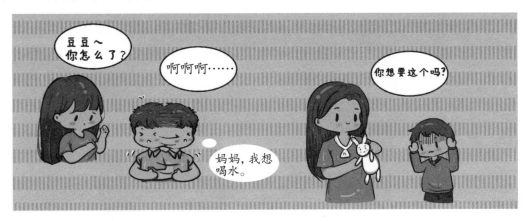

五、智力孤岛现象

部分自闭症儿童在智力低下的同时可出现"特殊才能"，如在绘画、音乐、计算、推算日期、机械记忆和背诵等方面表现超常。

例1：刘某某，男孩，5岁，诊断为自闭症，其总智商为57（属于轻度智力落后），该患儿擅长画建筑物，他在就诊时随手画出了一幅象样的建筑物图。

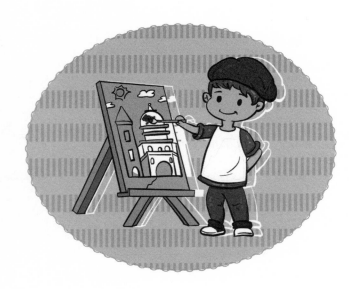

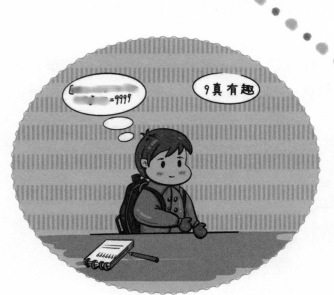

例2：张某某，男孩，4岁，诊断为自闭症，他的特长是数学，多位数的加减乘除对他来说是轻而易举的事情。他对"9"情有独钟，经常设计出多位数的乘法运算，结果却常常得出一串"9"，几乎是在极短的时间内心算完成，写出答案就像默写一样。

第五章　自闭症的诊断

自闭症是一组症状所界定的具有高度可遗传的神经发育综合征，根据《精神障碍诊断与统计手册》第 5 版中公布的最新临床诊断标准，其症状特征为：多种场所下的社会交往和社会互动的持续障碍；狭窄、重复的行为、兴趣或活动模式。

自闭症儿童（3 岁内）在家里一般表现为不爱动、不爱抱、不认人、不爱玩玩具、不回应、不爱说话、不会指物。如果家长们发现宝宝有这些表现就要密切关注宝宝的日常行为。

有意义的是，一些自闭症儿童个体存在"学者技能"，即在特定领域（例如艺术、音乐、记忆或计算技能）的能力表现远远超过正常人群，其出现频率估计比正常人高出 10 倍。

一、社会交往障碍

在社会交往方面存在质的缺陷，表现为下列中的至少 2 条：

1. 社会交往的过程中，运用例如目光对视、面部表情、身体姿势和社交姿势等多种非语言交流行为时存在显著缺陷。

2. 不能建立适合其年龄发展水平的伙伴关系。

3. 缺乏自发性地寻求与他人共享快乐、兴趣和成就的表现，例如不会向他人展示、携带或指向感兴趣的物品。

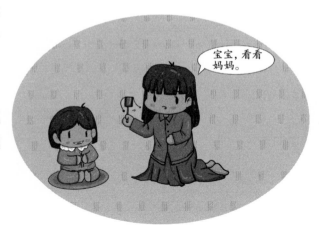

4. 缺乏与人的社会或感情交流，例如不会主动参与游戏活动，喜欢独自玩。

宝宝 3 岁以内正是对身边的事物或人充满好奇、渴望交流、懵懵懂懂的年龄，但是"来自星星的孩子"有他们自己的一片星空。

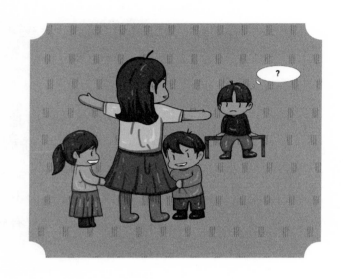

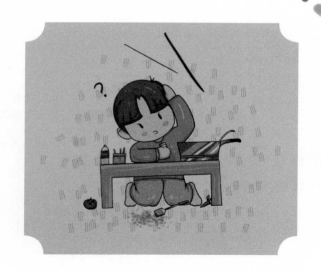

例如：

（1）与爸爸妈妈或者幼儿园同学之间交流总是用着不太恰当的表情或者手势、姿势。

（2）不会玩过家家、煮饭游戏这一类的扮演模仿游戏。

（3）自己不舒服的时候，不会向妈妈或爸爸倾诉，当同学或妈妈身体表现出不适时也不会表示关心和安慰。

二、语言交流障碍

在语言交流方面存在质的缺陷，表现为以下至少1条：

1. 口头语言发育延迟或完全缺乏，并没有尝试用其他交流形式，例如身体姿势和手语来代替。

2. 在拥有充分语言能力的患儿中，表现为缺乏主动发起或维持与他人对话的能力。

3. 语言刻板、重复或语言古怪。

4. 缺乏适合其年龄水平的各种装扮性游戏或模仿性游戏。

例如：

（1）宝宝说话晚，或者不会说话，也不会用手势，

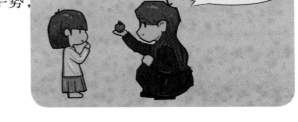

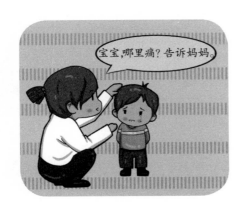

（2）宝宝听不懂爸爸妈妈吩咐自己做的事情；宝宝不会表达自己的需求和痛苦；不会主动询问。

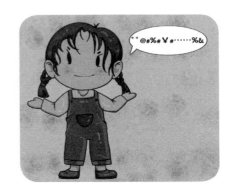

（3）宝宝学习说话比较困难，通常以为是模仿发声，就像学"小狗汪""小猫喵"一样，不知道这个发音的意思。

（4）会说话的宝宝经常重复使用与当前无关的话语，或者说着自己一个人的"小语言"。

（5）能交流的宝宝不主动与他人交流，对其他人的询问、逗弄回应简单。

（6）宝宝说话的语调很怪，在声调、重音、速度或节奏上有奇奇怪怪的发音。

三、行为方式、兴趣和活动内容狭窄、重复和刻板

1. 沉溺于一种或多种狭窄和刻板的兴趣中，在兴趣的强度或注意力集中程度上是异常的。

2. 明显固执地执行某些特别、无意义的常规行为或仪式行为。

3. 刻板、重复的装相行为，例如手的挥动、手指扑动或复杂的全身动作。

4. 持久地沉溺于物体的某个部件。

例如：

（1）宝宝的兴趣通常很专一，有的宝宝会盯着旋转的东西看（比如电风扇），日复一日；有的宝宝要一直听固定的歌曲、广告词、天气预报等。

（2）宝宝有用不完的精力做重复的事情，在房间里来回踱步，或一直奔跑，或一直转圈等。

（3）宝宝通常拒绝改变某些动作或行为，爸爸妈妈来制止时，宝宝会感到烦躁不安或十分愤怒，甚至打人。

（4）宝宝会过分依恋某些气味、物品或玩具的一部分，如特殊的气味、一张纸片、光滑的衣料、汽车玩具的轮子等，并从中获得极大的满足感。

（5）宝宝会强迫性地执着于某些奇奇怪怪、普普通通或仪式性的动作或活动。

第六章　儿童自闭症的治疗

　　自闭症儿童在语言、行为、智力等方面与正常孩子有所不同，但是每个自闭症儿童都是一颗独一无二的闪耀星星，他们的世界是美好的，同时也是孤独的，需要家长们给予更多的关爱和理解。

一、自闭症的治疗原则

1.早发现，早治疗

　　目前，自闭症较为有效的治疗是早期行为干预，旨在提高语言能力、沟通技巧和减轻重复行为、自我伤害行为等。自闭症儿童的理解能力与常人不同，他们往往无法理解他人表情、语言、行为中包含的各种情绪与意义，无法使用恰当的方式与常人交流，往往表现得无法融入正常人的世界。因此，早期治疗是很重要的。通过早期治疗、长期治疗，能更好地改善孩子的人际交往能力，帮助孩子们适应社会、了解世界。

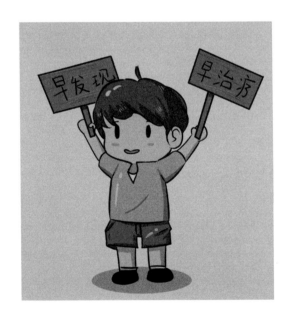

2.营造良好的环境

自闭症儿童治疗需要一个和谐友好的环境，包括家庭环境、社区环境、学校环境、社会环境等。

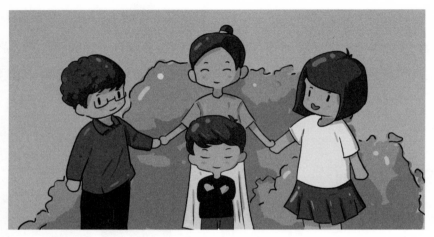

3.坚持以非药物治疗为主，药物治疗为辅

用于自闭症治疗的药物都是非特异性的，包括抗精神病药、抗抑郁药和抗焦虑药等，有效性都较低。目前为止还没有治疗自闭症的特效药物和治疗方式，如果该儿童有明确的适应证，应在医生指导下使用药物。对于部分症状明显、严重影响教学训练和日常生活的自闭症儿童，使用药物可以控制其滋扰行为，有利于训练和学习的开展。家长在给儿童药物治疗时要注意药物的不良反应，定期进行身体检查。

4.治疗方案个性化、结构化和系统化原则

自闭症儿童无论是身体状况还是自闭症的发展程度，每个儿童都是不一样的。因此，治疗方案不能盲目模仿，要根据每个自闭症儿童的具体情况采取个性化、结构化和系统化的治疗方案。

5.治疗自闭症的同时注意孩子的身体健康

儿童强壮的身体是治疗自闭症的基础，在治疗过程中，家长要特别关注孩子的身体健康，以免因为身体问题加重自闭症的病情。

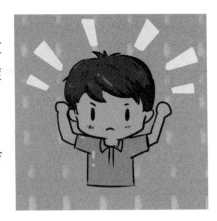

6.长期坚持治疗，自闭症可以有所改善

自闭症儿童的世界往往是孤独的，家长的长期关怀和教育能让自闭症儿童的症状有所改善。

二、自闭症的治疗方式

1.应用行为分析疗法

应用行为分析是一门改善具有重要社会意义的行为的科学。通过研究环境与行为的关系来制定相关策略。

应用行为分析疗法在自闭症儿童中的干预方法为分段回合教法，包含指令、反应、结果、辅助、辅助消退。可以理解为将患儿实现目标任务的过程分为若干步骤，在患儿一步一步接近目标任务时给予奖励，以此强化目标任务在患儿心中的印象，同时也可以给予适当的口头提示，纠正错误。

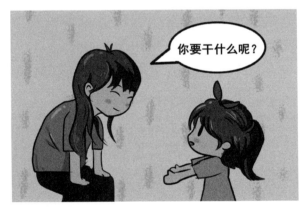

你要干什么呢？

1）指令：在每个步骤前都要有一个指令，目的是为行为的发生提供一个机会。可以从简单到复杂，例如：你要干什么呢？

2）反应：通过一个指令观察患儿的行为。比如在教孩子刷牙时，可以分解成5个步骤教学：①拿自己的个人牙刷和牙膏；②抹适量牙膏；③刷牙；④洗自己的牙刷；⑤将牙刷和牙膏放回原位置。

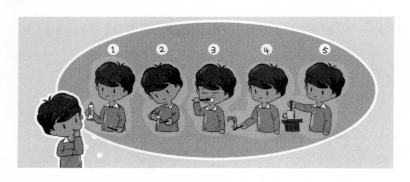

3）结果：根据患儿不同的反应情况来提供不同的结果，结果又分为正强化和负强化。

（1）正强化：在患儿每完成一个步骤之后，给予奖励，可以是口头的，也可以是实物奖励。出现错误或无关行为则扣缴奖励。

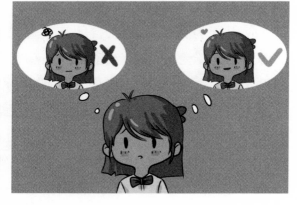

（2）负强化：给患儿一个抵触或者不喜欢的物品，例如患儿不喜欢教鞭，则可以准备一个教鞭在患儿旁给予一个负强化的动力，在患儿出现正确反应之后拿开教鞭。出现错误或无关行为则提醒其出错了。

4）辅助：辅助是一个暗示，可增加患儿获得新行为的可能性，减少患儿的挫败感，增强患儿的自信心。患儿如不能全部完成预期行为，则可以给予一些提示，例如上述刷牙行为"④"没有完成，家长则可以给患儿说："牙刷还是脏的，没有洗是不是会生细菌呢？"

5）辅助消退：患儿不能对指令的反应强化，而是对辅助的反应强化则称为辅助依赖。消退依赖这个过程称为辅助消退依赖。可以通过减弱辅助的强度来消退依赖，同时增强患儿对指令的反应。例如减少暗示的次数、字数、程度，也可以突然停止整个辅助来消退。

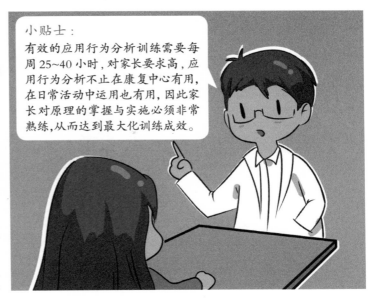

小贴士：
有效的应用行为分析训练需要每周25~40小时，对家长要求高，应用行为分析不止在康复中心有用，在日常活动中运用也有用，因此家长对原理的掌握与实施必须非常熟练，从而达到最大化训练成效。

2. 视觉提示

视觉提示是利用患儿可以理解的文字、图片引导患儿辨别自己的个人物品或者将患儿的目标任务进行分解，方便患儿按照指示去完成。

例如：给患儿的个人物品、家长的个人物品做标记，引导患儿认识自己的标记图，区分自己和别人的标记图，家长将标记图贴在各自身上，然后让患儿辨别，患儿认识后，再拿下来让患儿指认自己的标记，说对了就拿走并且给予奖励，说错了就给予提示。

3. 陪伴

（1）吃饭时：准备充足的用餐时间，问问孩子想吃的食物，谈论不同的食物，哪种最好吃等任何与自闭症儿童的生活密切相关的话题。

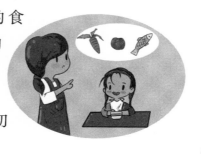

（2）穿衣服和脱衣服时：让孩子自己选择穿哪件、不穿哪件。

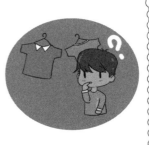

29

（3）洗澡时：放几个患儿喜欢的小玩具，与患儿一起玩。

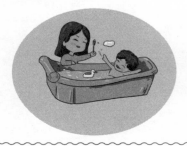

（4）睡觉时：给患儿讲睡前故事。

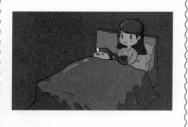

（5）看书时：让患儿坐在大腿上，或一起坐在椅子上或床上看书。

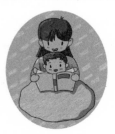

4.训练

给予患儿一些训练，提高身体综合素质。

（1）触觉训练：强化皮肤、肌肉关节的神经感应，辨识感觉层次，调整大脑感觉神经的灵敏度。让患儿触摸不同触感的安全物品。如：篮球、水、盒子。

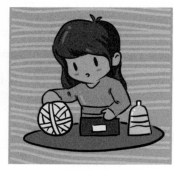

（2）前庭感觉训练：通过滑梯、秋千、跷跷板等让患儿学会保持平衡。例如：顶帽子，让患儿用头顶着帽子或报纸走向目的地，尽量不让帽子或者报纸掉下来，这能提高患儿注意力和身体感受能力，并能锻炼患儿的运动能力和身体的协调性。

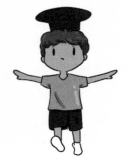

（3）本体感觉：让患儿上下楼梯增加运动量，做一些简单的家务来获得本体感觉刺激。或做一些游戏，例如：踩影子，两个患儿或者爸爸妈妈带着患儿一起玩，用猜拳的方式决定谁是追者或被追者，追者去踩被追者的影子，被追者尽力改变自己跑的方向，变换身体的姿势，使自己的影子不被踩，被踩到影子就算失败。这类游戏能够促进患儿的运动能力，培养患儿的观察力，训练他们肢体的协调性和运动的灵活性。

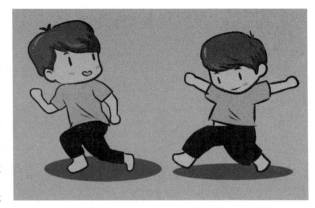

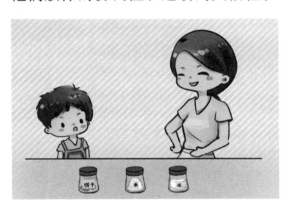

（4）视觉训练：让患儿分辨物体，在一堆物品中找出指定物品，另外，一些简单的拼图也能帮助患儿得到视觉刺激。例如：米桶寻宝，家长或老师将患儿以前学过的小物品放到米桶里，让患儿找物品，找到后要求他说出名称。这类训练能促进患儿对身边物品的理解和认识，发挥他们的想象力。

（5）听觉刺激：许多自闭症儿童对音乐十分敏感，通过音乐可以帮助患儿调节情绪、发展沟通能力、提高学习能力、增强患儿的语言储备。接受来自环境的声音，如汽车喇叭的声音也能让患儿得到听觉刺激，锻炼听觉系统哦！

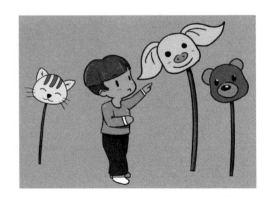

例如：找小动物的家。游戏开始，爸爸说："轻轻走，轻轻跑，我的小猫喵喵喵。"患儿立即向小猫的家跑去，边跑边学小猫叫。爸爸说什么动物，患儿就立即跑向那种小动物的家，跑对了，妈妈就扮作小动物的妈妈出来迎接儿童，如果跑错了，爸爸可以用小动物的形象启发患儿重新找家。爸爸说："开始"，患儿才可以跑。听觉训练能练习患儿的听觉辨别能力，丰富患儿对动物的整体表征的认识。

（6）合作意识：让自闭症儿童享受团队合作的快乐，在轻松的氛围中增进对他人的了解，意识到合作的重要性。例如：叠高高，两个患儿一组，可以多分几组，一个患儿负责从放置纸盒的地方将纸盒递给另外一个患儿，另一个患儿将纸盒叠高，时间分为两分钟，哪组叠得高，哪组获胜。在竞争中能促进患儿的团队合作意识，提高患儿的动手操作能力，增强空间感的认知。

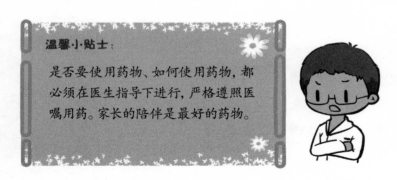

5. 药物治疗

目前尚缺乏针对自闭症核心症状的特效药物，药物治疗仅为辅助性的对症治疗措施，能够有效改善自闭症儿童存在的情绪行为异常，如情绪不稳、易激惹、自语自笑、多动、自伤及攻击行为等。可选择的药物包括抗精神病药、抗抑郁药、治疗注意缺陷多动障碍的药物等。

温馨小贴士：

是否要使用药物、如何使用药物，都必须在医生指导下进行，严格遵照医嘱用药。家长的陪伴是最好的药物。

第七章　自闭症儿童的日常生活

　　自闭症的早期发现主要依赖于父母和社区儿童初级卫生保健医务工作人员，一般从 10 个月左右，自闭症的早期症状开始显现，父母应仔细观察患儿的日常活动及行为，并与其他同龄儿童相比较，一旦发现有落后或者有特异行为，应及早到医疗专业机构就诊。那么自闭症儿童的日常生活是怎样的呢？他们又表现出哪些异常呢？我们又该如何提供帮助呢？

一、进食问题

　　大多数自闭症儿童都有着严重的进食问题，如挑食、厌食、拒食、不进食、对食物不感兴趣等。自闭症儿童进食问题的具体表现如下：

　　1.进食时不能安稳地坐在餐桌旁，总是跑来跑去，家长总是追在其身后喂饭，进食时注意力不集中。

　　2.不能按时按点进食，但当他们想吃东西却得不到满足的时候，就会以大哭大闹、大喊大叫来要挟家长。

　　3.吃饭总是不能准确地喂进嘴里，饭菜撒落一地，这是由于自闭症儿童的精细动作、手眼协调能力较差，进食技能不足而引起。

　　4.嗅觉敏感，但味觉迟钝，所以有时是依靠嗅觉而不是味觉去判断吃或不吃。

　　5.对于进食方式比较挑剔，比如只接受喂食，不自己吃。

　　6.不喜欢吃蔬菜，只吃肉，或者只吃某种食物。

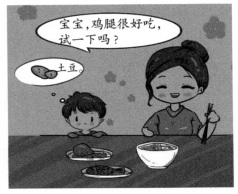

针对进食问题，家庭教育训练方法有以下几点建议：

1. 训练患儿的饮食习惯，让患儿明白吃饭要有一定的规律。首先要控制好零食，做好对食物的管理。在吃饭以外的时间，不能让患儿无限制地吃零食，这些零食也不能放在患儿随便可以拿到的位置。其次，要控制好一日三餐的时间，让患儿养成有规律的进食习惯，不能为了让患儿多吃几口饭而在家追着、跑着喂饭。要让患儿明白，离开餐桌，就不能带走食物，就不能吃东西，吃饭时必须坐在餐桌旁。

2. 为避免患儿挑食，不应因患儿喜欢某种食物而每餐都做同样的菜。如果患儿不喜欢新食物，可以先让患儿尝一点，如果他尝了一点，就奖励一口他喜欢的食物，以此逐渐增加新食物的量。要养成独立吃饭的习惯，摒弃需要喂饭的习惯，进一步锻炼患儿的手眼协调能力，培养患儿自己进食的技能。

3. 若在培养患儿饮食习惯的过程中患儿出现反抗情绪，如哭闹、不吃饭等，家长应坚持原则，尽量不要迁就患儿，要让患儿明白，这样是没有效果的。

二、睡眠问题

虽然睡眠问题在自闭症儿童成长过程中较普遍，但在自闭症儿童中，受此影响的比例高达 80%。一般来说，患儿所需睡眠时间会随年龄的增长而变化，充足的睡眠对于一个人维持正常的身体健康来说是十分重要的，但是对于一些患有自闭症的儿童睡眠方面会存在困难，比如入睡困难、睡眠浅、易醒、醒得早等。

1. 入睡困难
自闭症儿童的精力十分旺盛，不论家长如何哄睡，都不容易睡着。

2. 睡眠浅、易醒
微小的环境改变，比如家长离开房间或者走廊有脚步声等，都有可能吵醒患儿。

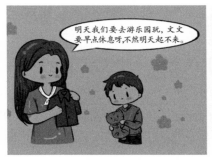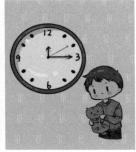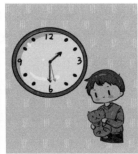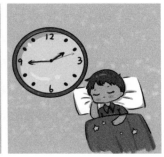

如何训练良好的睡眠习惯？

　　1. 家长需要给患儿营造一个良好的睡眠环境。卧室环境舒适，室内灯光柔和，温度适宜。夜间卧室应保持安静，患儿睡前不宜兴奋，不宜在睡前给患儿看令人兴奋的动画片，不宜在睡前听激昂的音乐，不宜在睡前有大量的活动和运动。患儿睡着后，家长也要尽量减少室内活动，如大声说话、做家务，都可能会吵醒患儿。

　　2. 养成良好的睡眠习惯，保障充足的睡眠，可以利用时间表，让患儿每天都按时睡觉。白天要保证患儿充足的活动量，避免午睡时间过长。睡前半小时尽量让患儿安静下来，避免兴奋，这样患儿会有一个放松的心情，比较容易入睡。

三、如厕问题

　　如厕对于正常孩子来讲是一件很容易的事情，但是对于自闭症儿童来说的确是一大难题。

　　1. 不会通过语言或者行为主动表达自己想要大小便，他们在语言理解及使用方面有困难。

　　2. 有些患儿不会自己脱衣裤、擦屁股等。

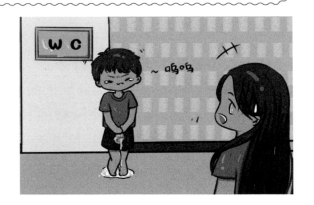

3. 有些患儿不能意识到他们需要上厕所，自己尿裤子或者裤子脏了、湿了都不知道。

4. 有些患儿不顾所处环境，脱掉裤子大小便。

5. 有些患儿在家里或者学校里学会了一套如厕的常规，但是面对一个不熟悉的厕所，如厕却十分困难。

6. 有些患儿已经形成自己独特的排尿或排便方式。对他们而言，学习新的如厕方式可能很困难。

如何训练如厕？

1. 训练自闭症儿童大小便也需要制定一个时间表，列出需要去除的不良习惯，仔细观察患儿的排便活动，如排便规律、排便前的行为表现等。部分患儿在感受到便意时会有一些表现，如手摸裤子、发呆、下蹲、打寒战等，家长要仔细观察，提醒患儿"上厕所"。

2. 要根据时间表，训练患儿按时大小便，固定患儿上厕所的次数，开始建议每隔90分钟带患儿进一次厕所。如果患儿意外排便次数太多，就需要调整时间表，缩短去厕所的时间间隔。如果患儿意外排便在裤子上的次数少于一次，就应延长上厕所的时间间隔。

㈣、穿衣、梳洗问题

穿衣、梳洗是日常生活的必备，但是对于自闭症儿童来说，穿衣、梳洗是十分烦琐的事情。

1. 有些患儿只穿某一种风格的衣服，比如只穿蓝色，或者只穿上面有某个电视剧或者卡通人物的衣服。

2. 有些患儿可以穿上衣服，但是经常穿得上下颠倒、里外不分、歪七扭八。

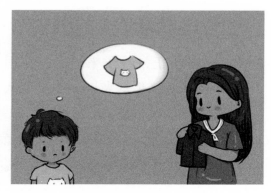

3. 有些患儿过于依赖家长，不想自己穿衣。

4. 有些患儿精力旺盛，喜欢跑来跑去、上蹿下跳，不喜欢安静下来穿衣。

5. 有些患儿洗手、洗脸很用劲，却没洗掉应洗去的污渍。

6. 不会意识到什么样的季节、气候应该穿什么样的衣服。

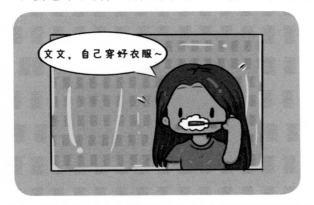
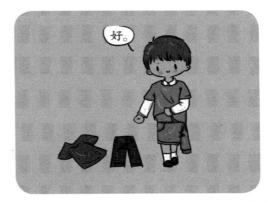

如何训练穿衣、梳洗？

　　教会自闭症儿童穿衣、梳洗会涉及日常生活中的许多问题。每一项技能，要告诉患儿怎么做，并示范给他看。训练这些技能，可以分解成许多小步骤去教。训练患儿穿衣、梳洗应从易到难，循序渐进，把穿衣、梳洗变得像做游戏一样，让患儿感觉这是一件很有趣的事。

　　以上我们所列出的是日常生活中比较常见的问题，但因自闭症儿童症状表现的异质性，每个患儿的表现会有较大差异，可能还有诸多日常生活问题未一一列出。父母作为患儿最为亲密的人，要及早发现患儿的异常行为，及时诊治，及早干预，减轻自闭症带来的影响。生活自理能力是患儿融入社会的前提，所以提高和锻炼自闭症儿童的自理能力尤为关键。

第八章　自闭症的疾病管理

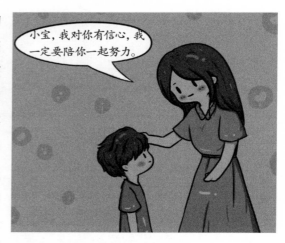

小宝，我对你有信心，我一定要陪你一起努力。

　　自闭症最关键的治疗方法，是高强度的、科学的教育训练。自闭症的疾病管理注重以临床治疗和非临床干预相结合的干预方式。目前尚缺乏针对自闭症核心缺陷症状行之有效的医疗干预手段，自闭症儿童的康复主要采取康复教育、行为训练、药物辅助治疗等综合措施。早期密集性的干预，对改善预后有着重要意义。在对于自闭症儿童的疾病管理中，康复管理起着决定作用，理想情况下的疾病康复管理可以预防自闭症病情的恶化，并可不断提高患儿的认知水平、社会适应能力和社交技巧等，最终使自闭症患儿达到可基本正常生活的目的。

　　那么，我们就来了解一下如何对自闭症儿童进行康复管理吧！

　　由于康复教育和行为训练的执行主体主要是康复机构和家庭，所以自闭症儿童的康复护理分为机构康复和家庭康复。

一、机构康复管理

　　康复机构是自闭症儿童学习和发展的重要场所。其中特殊训练学校、融合教育、主流的特殊教育资源配置等，都是自闭症儿童健康发展必不可少的部分。学校及老师理解和关爱这类儿童，掌握相应的教学方法以及家庭、学校互助合作的态度和机制，在普通儿童及其家长中形成接纳、支持、帮助的良好氛围，是为自闭症儿童营造良好学校环境的关键所在。

机构的培训人员拥有较扎实的专业知识、较高的职业技能以及良好的职业素质。他们需要掌握儿童心理学、教育学的相关理论基础，掌握基本的行为干预技术、自闭症儿童谱系障碍的基本特征，并对儿童自闭症的诊断标准有一定的了解；此外，他们还需要掌握多种自闭症儿童康复训练技术，这样才能够有目的和技巧地对自闭症儿童进行康复护理，进一步提升综合能力。

机构康复采用以训练为主的干预方法，直接给自闭症儿童提供综合性的功能干预，涉及儿童认知、语言、行为、自理、社会交往等多方面内容。在方法上以个性化干预为主，集体干预为辅。

1. 一对一个性化训练

该方法的主要对象为低功能自闭症儿童，症状表现为自理与语言理解能力差、缺乏基本的沟通能力、行为紊乱、情绪控制能力差。

2. 小组训练

小组训练基本倾向于有一定行为控制能力、有初步的交流意愿，并具备基本交流行为的中、高功能自闭症儿童或疑似自闭症的儿童。

3. 全日制康复

全日制康复一般针对无法适应幼儿园集体生活的自闭症儿童，给他们提供高密度、高强度的针对性训练。

此种康复方法需依据家庭成员可投入的精力与经济基础而定。已经开始适应幼儿园及学校集体环境的自闭症儿童，可利用半天的时间参加康复，另外半天接触主流学校或参与幼儿园集体活动。完全可以融入主流学习环境的自闭症儿童，可利用每个假期或一周中的休息时间参加康复，以社会适应性行为训练为主。

4. 培训自闭症儿童家长

这是一种以培训或指导自闭症儿童的家长为核心内容的机构康复形式，它以指导训练为主。在认识与方法上给予具体的指导，注重给家长提供可操作的家庭康复训练方法，提高家庭对自闭症的认知程度并持续地帮助家庭获得各方面的支援。

总之，机构康复在培训人员的专业性、系统性和结构化等方面存在一定优势，但家庭更接近于患儿生存的自然和社会环境，有更强的自然动机来观察和改善患儿的行为。因此，家庭康复对于自闭症儿童的成长、学习、疾病的恢复也具有非常重要的作用。

二、家庭康复管理

家长们，你们知道在家里如何帮助自闭症儿童进行康复训练吗？

1. 家长主导的教学方法

此种教学方法中，家长是家庭训练的决定者，决定在什么时候、什么时间开展什么活动，准备什么材料等。常用于在某一时间，使用小的指令性的步骤教导某些行为，这种方法对训练一种全新的技能尤其有效。例如，教患儿玩一种新玩具，这种玩具与患儿以前玩的略有不同，开始你只是看着患儿玩耍，患儿常会使用惯用的方法，而不会使用新方法玩耍。这个时候你可以选择按以下方法进行教学：①给患儿一个指令，"推这个按钮！"②等待患儿的反应，患儿可能出现的反应为推动按钮，或试图推按钮，或不理你，没有任何回应。③若患儿有回应，你应该立即对患儿进行鼓励，说"做得好""很棒""再来一次"等鼓励性语言。若患儿没有任何反应或没有成功，你可以在指令发出后提供帮助，如轻轻地拿着患儿的手指向按钮。这个步骤可以重复，直到患儿在指令发出后能持续稳定地执行该指令。由于自闭症患儿的情况不同，一个方法可能需要花几分钟甚至几周的时间才能掌握。当患儿完全熟练地掌握了一种技巧后，可以在训练中加入另一种新的技巧。当自闭症患儿熟练掌握某种技巧后，更重要的是要将这种技巧泛化到日常生活中去操作。

2. 以患儿为主导的教学方法

以患儿为主导的教学是在儿童从事的活动中家长跟随患儿的指导引入教学的机会。例如，当患儿坐在地板上转动玩具车的轮子，你可以拿起一个玩具车，朝儿童滚动，当患儿注意到你的车时，你可以用这个玩具车演示另一种不同的玩法，以扩大玩法的多样性。你可以说："看我这样做"，然后把车滚向一个坡道或滚向一个积木堆砌的塔下并把积木撞垮。如果患儿模仿你的玩法，你应该给予患儿积极的强化奖励，即使患儿只是在旁边看你演示，也应该进行强化鼓励。

在以患儿为主导的教学中，家长应尽量少用指令，而代之以给患儿指导，你在患儿旁边玩，模仿他的玩法，然后给他演示一种新的玩法。模仿年幼的自闭症儿童的玩法对发展患儿的模仿技能和来回互动技能是一种很好的方法。当患儿注意到你在用相似的玩具做同样的事情时，他会重复他的活动，然后看你是否再次重复。这是一个好的来回互动的开始。有时你不需要完全复制患儿的活动，可以做些变化，然后看他是否模仿这种变化。患儿可能会变化玩耍的方法，看你是否模仿他的新玩法。这种对他自己和你的活动的互动是建立积极的社交互动的重要部分。

以患儿为主导的教学活动可以在任何地方、任何时候进行，家长所需要做的是寻找教学的机会。扩展患儿的玩耍活动或模仿技能的机会，可以在他洗澡时、用小铲铲沙时等。扩展儿童交流能力的机会，可以发生在他试图拿取离他较远的玩具、在他打开喜欢吃的食物的包装纸有困难而需要帮助时等。很多时候你都可以教患儿使用适当的方式来表达他的需求和愿望，然后让他得到他喜欢的物品作为奖励。

在家庭训练中适当使用奖励来激励患儿时，经常要将社会性奖励与其他奖励一起使用，确保奖励的是自闭症儿童试图或努力去做的行为以及成功的行为，要尽可能地让教学成为一种愉快的玩耍过程。

三、吸引自闭症儿童的注意力

家长们，你们知道在家里如何帮助自闭症儿童进行康复训练吗？

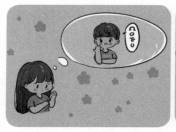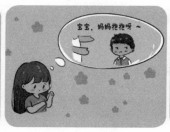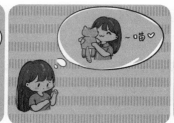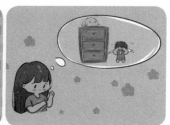

自闭症儿童很少去观察别人的活动，对于人际交往的互动活动，没有强烈的兴趣。这主要归因于自闭症儿童对复杂、可预料的情境理解比较困难。物体相对于人来说是可预料的，通常比人更简单些，自闭症儿童更喜欢操纵物体，而不喜欢与人互动。因此，家长在对自闭症儿童发布训练指令时，要增加自闭症儿童对人的注意力。

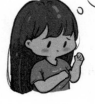

我经常费尽心思去逗他，但他不理我，有时候仅仅看我一眼，就开始做他自己的事情了，我该怎么办啊？

1. 如何吸引自闭症儿童的注意力

首先，要发现患儿比较感兴趣的物品或者活动，在为患儿设置学习环境时，包含这些相关的物品或活动，这样就会吸引患儿的注意力并有利于与他进行互动。此外，将患儿感兴趣或喜欢的特殊物体融入社会互动中，将会提高患儿的社交技能。

2. 家长如何与患儿进行社交互动

（1）玩耍时，尽可能与患儿面对面，把你放在患儿注意的焦点。

（2）进餐时，不断诱导患儿进食，训练他的注意力。

（3）活动时，陪伴患儿并参与进去，积极倾听患儿的想法和语言，对患儿的活动进行解说，在患儿活动时提供帮助，适当模仿患儿的动作以吸引患儿的注意力。

（4）挑选一个丰富的感知觉活动，让患儿微笑，比如挠痒痒、藏猫猫等。

（5）在日常的护理活动中，让患儿感到快乐，比如尝试按摩患儿的手臂，穿衣时增加互动等。

总之，家长要不断吸引患儿的注意力，同时也要让患儿对日常社交活动保持兴趣。

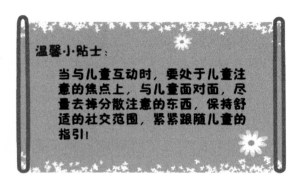

温馨·小·贴士：

当与儿童互动时，要处于儿童注意的焦点上，与儿童面对面，尽量去掉分散注意的东西，保持舒适的社交范围，紧紧跟随儿童的指引！

四、帮助自闭症儿童学习模仿

模仿是为自闭症儿童提供与同龄儿童建立互动的途径，除了对患儿的社会能力发展有促进作用外，对患儿的学习也有重要作用，还有助于语言、非语言的发展，培养同情心，增强社会适应能力。自闭症儿童模仿能力弱，很少模仿他人的语言、行为、活动等，即使对某个物体很感兴趣，并有很好的操作物体的技能，也很少去模仿他人使用这个物体进行活动，模仿障碍对患儿的社交活动和学习有明显的影响。家长们需要不断训练患儿的模仿能力，但是也不能操之过急，要根据患儿模仿能力发展的特点，循序渐进，由简单到复杂。

其他的孩子很小就会模仿大人的动作，模仿动物的声音，但是鹏鹏基本不会模仿，就喜欢一个人坐在地板上做自己的事情，我在家里做任何事情，他都不会感兴趣，也不会模仿，也很少看到他的笑容。

1.声音的模仿

（1）通过随声附和，增加患儿对自己声音的注意力。

（2）鼓励带领患儿唱儿歌、玩有节奏的游戏，增加患儿发声的频率。

（3）增强患儿有意地发出声音以及发出特别的声音的意识。

2. 动作的模仿

（1）使用配对玩具，或多个部件的玩具，训练患儿模仿一种新的动作。

（2）使用两套玩具，教患儿模仿。

（3）通过手指游戏教患儿模仿手势和身体动作。

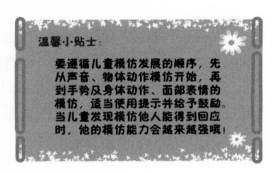

（4）日常社交互动中加入面部表情如微笑、噘嘴、惊讶等吸引患儿的注意，并夸大、慢下来地鼓励患儿去模仿自己。

温馨小贴士：

要遵循儿童模仿发展的顺序，先从声音、物体动作模仿开始，再到手势及身体动作、面部表情的模仿，适当使用提示并给予鼓励。当儿童发现模仿他人能得到回应时，他的模仿能力会越来越强哦！

五、非语言交流能力的训练

1. 等待患儿的反应

在你给患儿想要的东西前，等待患儿想要东西时做出来的反应，家长们要建立一个患儿表达行为的指示，让患儿明白这些表达方式可以传递信息，当这些指示表达后他们可以得到想要的东西。

在等待和观察患儿反应的同时，可能会遇到一些问题，如患儿变得烦躁、尖叫哭闹或者其他行为，此时需要家长们及时发现问题、解决问题，让患儿的挫折感最小化。

2. 在日常生活中多练习，多为患儿创造非语言表达的机会

在与患儿交流互动过程中，遇到患儿感兴趣的活动时，不要重复同一种动作，适当放慢动作或者停止，等待患儿的反应，为患儿创造更多需要表达的机会。

3. 遵循非语言表达训练的方式

刚开始训练患儿的非语言表达时，患儿可能不明白你的目的，表现出迷茫或抵抗。可以遵循以下的方法：

（1）寻找患儿容易接受的表达方式：伸手、发声等。

（2）当患儿想要做某件事情时，可根据儿童的一些指示，为他提供帮助。

（3）当患儿做出表达后，要马上把喜欢的物体给他，以奖励的方式促进他更快地学会这种表达方式。

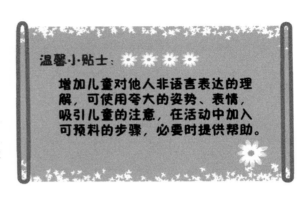

温馨·小·贴士：

增加儿童对他人非语言表达的理解，可使用夸大的姿势、表情，吸引儿童的注意，在活动中加入可预料的步骤，必要时提供帮助。

六、语言交流能力的训练

（1）需要建立良好的亲子关系，提高配合度。

（2）语言训练与感知运动训练相结合。

（3）具有较好的模仿能力。

（4）培养良好的沟通习惯。

首先，从学会说组合的词，说简单的句子开始。比如发现患儿喜欢吃薯片的时候，可以让患儿在吃薯片前先练习说"薯片"，以后逐渐提高要求，说"吃薯片"——→"我要吃薯片"——→"妈妈，我要吃薯片"。在这种循序渐进的过程中，锻炼患儿说出简单的语句。

然后，不断发展功能性语言，增加词汇量，培养患儿说完整的语言。

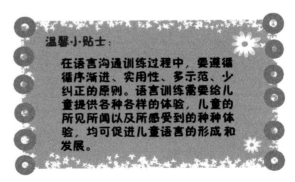

温馨·小·贴士：

在语言沟通训练过程中，要遵循循序渐进、实用性、多示范、少纠正的原则。语言训练需要给儿童提供各种各样的体验，儿童的所见所闻以及所感受到的种种体验，均可促进儿童语言的形成和发展。

自闭症儿童语言的训练不是一朝一夕的事情，需要长期坚持，对语言的训练不是刻板的，需要结合生活场景和各种生活体验，多给予患儿语言刺激、模仿学习和表达的机会，改善他们的语言表达能力。

第九章　自闭症的预后

有很多家长认为，自闭症是终生性疾病，是不能治愈的。但近年来，随着早期诊断、早期干预、康复、教育训练质量等方面的提高，儿童自闭症的预后呈现出稳定、改善的趋势，甚至部分自闭症儿童的认知、社交水平可以达到正常。

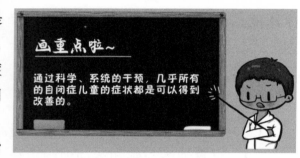

从社会适应的角度，可认为自闭症是可以治愈的。具体可理解为：如果某个人能够在社会中独立生活、学习和工作，我们就可以认为这个人是一个正常人；如果他成年后除了可以独立生活、工作，甚至还有自己的情感世界，可以结婚生子，那就可以认为其与普通人无异。事实上，国内外大量的研究和案例都告诉我们，自闭症儿童可以拥有正常的人生。

一、自闭症儿童未来的生活状态

自闭症儿童经过干预和训练，可以达到不同程度的独立生活和工作能力。对于他们将来的生活状态，我们大致可以预想有以下几种情况：

1. 成年后可以独立生活、学习和工作（像正常人一样生活，但是可能在交往、智力、行为等方面有些与众不同，但是不影响其独立性，少数人甚至有特殊能力，可能对社会做出重要贡献）。

2. 成年后需要一定的帮助和庇护，基本能够独立生活、学习、工作。

3. 成年后需要社会福利机构提供支持和帮助。

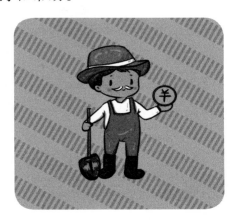

4. 可以在家庭环境下生活自理，并在一定社区范围内活动。

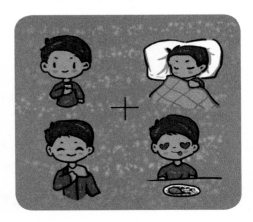

5. 生活不能自理。

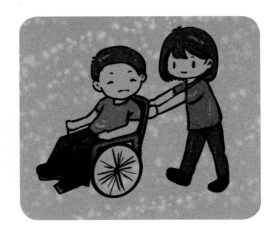

二、儿童自闭症的预后

1. 认知和智商方面

学习障碍严重程度增加、智商低于 50 的儿童，后续的社会适应能力低下。

2. 语言方面

语言能力的发展受早期的智商和认知水平影响。若自闭症儿童在 3 岁前拥有良好的运动能力，4 岁前拥有良好的认知、智商、语言接受能力，那么在 8 岁及以后就会拥有较好的语言表达能力。

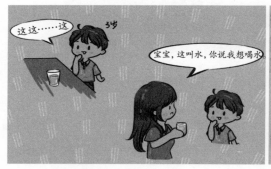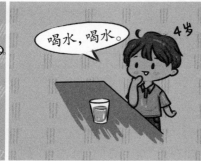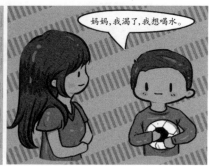

3. 情绪方面

如果自闭症儿童在童年时期未及时接受治疗和干预，成年后焦虑、抑郁症状明显，睡眠质量低下，那么其发生癫痫、神经精神性疾病的患病率将会增高。如果是及时接受康复训练的患儿，情绪会比较稳定，可以较好地控制自己。

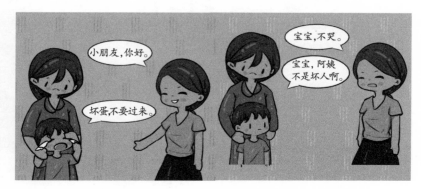

48

4. 社交方面

对于年龄较小、社交障碍程度较轻，且进行了早期干预的自闭症儿童，成年后基本上能具备独立学习、工作及生活的自理能力，而对于年龄较大、社交障碍程度较重、症状不典型的自闭症儿童，预后欠佳，需在家人的保护和支持下生活、工作和学习。

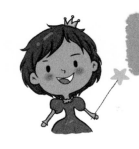

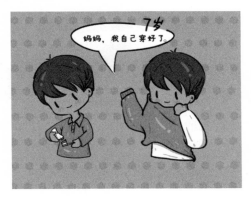

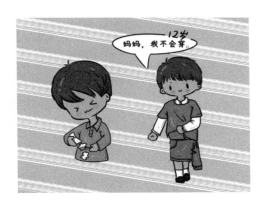

三、影响自闭症预后的因素

1. 疾病本身的特点

自闭症发生年龄越小、病因不明、无确切的诊断方法与治疗手段，则治疗难度较大。

2. 自闭症儿童的病情

轻度的自闭症儿童智力障碍损害比较轻，预后较好。中、重度或伴发有癫痫、结节性硬化等疾病的自闭症儿童，预后较差。

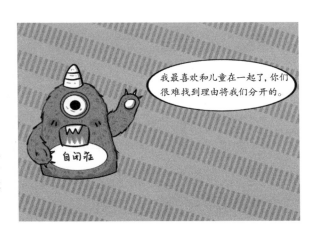

3. 社会因素

康复机构建设不规范、管理混乱、人才匮乏、康复技术与方法参差不齐，接受专科医生诊治的机会少，这些因素可能会影响自闭症的早期发现及其预后。

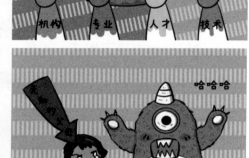

4. 家庭因素

（1）父母缺乏自闭症的知识。比如，一开始父母就认为自闭症是由环境因素所引起，病症将会终身存在，或在向医护人员叙述病情时，错误夸大儿童有显著的情感和行为困难，很容易影响专业人员的治疗决策。

（2）父母、家庭的应对方式不正确。如患儿能力不足，父母又要求过高，过多使用了不恰当的打骂式教育，或者患儿经常遭受各方面的欺凌、歧视、虐待等，均可能导致患儿成年后表现出各类严重的行为和情绪问题以至于生活不能自理。

（3）家庭经济收入水平低，影响自闭症儿童及时就诊。

四、改善自闭症儿童预后的关键

关键在于早发现、早诊断、早治疗。

自闭症的症状在婴幼儿期出现，应在幼儿18个月前进行早筛查、早干预，言语和认知水平基础较好的患儿恢复效果会更明显。

自闭症没有特效药物治疗，目前仍以早期教育、康复训练为主，父母应该多关注、多支持、多鼓励患儿，并在专业的医护人员指导下协助患儿参与机构联合家庭的康复训练，有利于改善患儿状况。各位家长们，在帮助自闭症儿童康复的过程中一定会有很多艰辛，请你们加油并坚持下去，风雨之后定会有彩虹。

第十章　人们对自闭症的误解

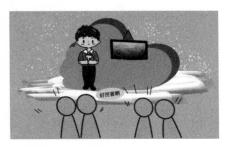

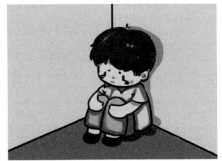

对于自闭症儿童，

我们都有着浪漫的"幻想"。

他们是"来自星星的儿童"，

他们有着极高的艺术天赋，

他们活在自己的世界里无忧无虑。

但是当揭开这一层"滤镜"，

真实的自闭症儿童，

往往生活不能自理，

可能随地大小便，

可能没法表达自己的需求。

而我们对于自闭症，

依然存在很多"误解"。

1.误解一：自闭症很罕见

　　人们在日常生活中较少接触到自闭症儿童，社会对自闭症儿童的关注度也不是很高。在大众的观念中，患自闭症的概率是极小的，但实则不然。

　　据美国疾病控制和预防中心公布的数据显示，目前全球已有 6 700 万人患有自闭症。在中国，自闭症人群超过 900 万，其中，0~14 岁的儿童超过 300 万。

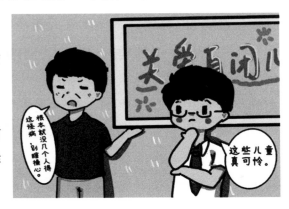

2. 误解二：自闭症是父母抚养方式不当导致的

在几十年前，人们对自闭症还不了解，有些人认为：父母抚养孩子的方法不当会导致孩子患有自闭症。还有一种说法叫作"冰箱妈妈"，意思是母亲冷淡的养育方法会使孩子患自闭症。这种说法现在已经被推翻，自闭症的发生与抚养方式没有关系。

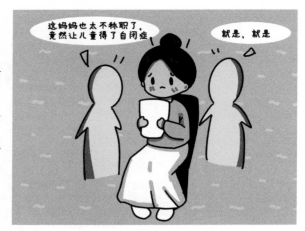

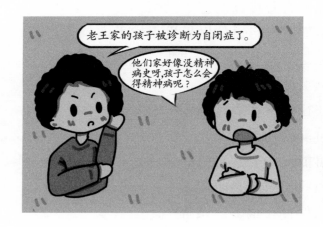

3. 误解三：自闭症是一种精神心理疾病

有些人认为自闭症是一种精神心理疾病，事实上自闭症是由于神经发育障碍导致的，是与生俱来的，与心理障碍没有关联。通俗一点说，患有自闭症的儿童其实更接近残障儿童，只不过聋哑盲儿发生故障的是"硬件系统（耳、鼻、喉）"，而自闭症儿童发生故障的是"软件系统（大脑神经）"。

4. 误解四：自闭症只发生在儿童身上，长大后就好了

如今越来越多的实践证明，自闭症在孩子出生前产生，在出生后几个月或者几年内症状才会显现。需要注意的是，自闭症是终生的，虽然生物学上无法治愈，但社会学上可治愈。及时有效的康复治疗可以帮助自闭症患者不断进步、走向独立，但是并不表示自闭症会止于儿童。

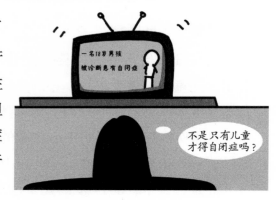

5. 误解五：自闭症就等于不说话

一些自闭症儿童在语言方面发展迟缓或没有语言能力，也有一部分自闭症儿童没有语言迟缓问题。有数据表明，大约 25% 的自闭症儿童没有语言或者仅有有限的语言表达能力。但通过及时、正确的康复干预训练，部分自闭症的儿童最终还是能掌握一定的语言表达能力的。只不过与普通儿童相比，他们所花费的时间和精力都要多许多，而最终掌握的程度也存在一定的差异。相当一部分自闭症儿童训练后仍然无法掌握复杂的句式、语法或者修辞手法。

6. 误解六：自闭症儿童不能上学

在经过一定训练、获得一定的社会适应能力和基本的学习能力之后，部分自闭症儿童是可以进入正常学校就读的。长期的实践结果表明，"融合教育"不仅有利于自闭症儿童接受教育，更有利于帮助普通儿童与自闭症儿童互相理解、互相帮助、共同提高。

7. 误解七：自闭症儿童没有感情

自闭症儿童和普通儿童一样，是有感情的，只不过，自闭症儿童不容易理解别人的感受，也无法把自己的情感自然地表达出来。他们几乎不能理解情感这种高阶事物，同时他们的认知结构也不足以产生更多的联想。

8. 误解八：自闭症可以治愈

自闭症目前尚无法治愈，只能通过干预改善，核心目标是希望自闭症儿童能具备一定程度的自理能力，乃至完全的自理能力，但是自闭症不会消失。另外，目前自闭症一般无特殊治疗药物，所有号称能治愈自闭症的疗法或药物，基本上都是虚假广告。

参考文献

[1] 邹小兵 . 与你同行：自闭症儿童家长必读 [M]. 北京：人民卫生出版社 ,2013.5.

[2] Lorna Wing. 孤独症谱系障碍——家长及专业人员指南 [M]. 孙敦科，译 . 北京：北京大学医学出版社 ,2008.

[3] 刘靖 . 儿童孤独症的诊断和评估 [J]. 中国实用儿科杂志，2008,23（3）： 167–169.

[4] 宿淑华，赵航，刘巧云，等 . 特殊教育学校自闭症儿童教育康复现状调查 [J]. 中国特殊教育 ,2017(04):60–65.

[5] 孙倩，梅峰 . 早期综合干预对儿童孤独症预后影响及相关因素研究 [J]. 南通大学学报（医学版），2017.